Aulagnier

T<sub>d</sub>35
52

# CONSIDÉRATIONS
## SUR L'AGE CRITIQUE

QUI AMÈNE LA SUPPRESSION ABSOLUE
DU FLUX PÉRIODIQUE;

FAISANT SUITE AUX OBSERVATIONS
DÉJA PUBLIÉES

## SUR LES MALADIES DES FEMMES;

PAR M<sup>r</sup>. AULAGNIER,

DOCTEUR EN MÉDECINE DE L'UNIVERSITÉ DE MONTPELLIER,
MEMBRE DE LA LÉGION-D'HONNEUR.

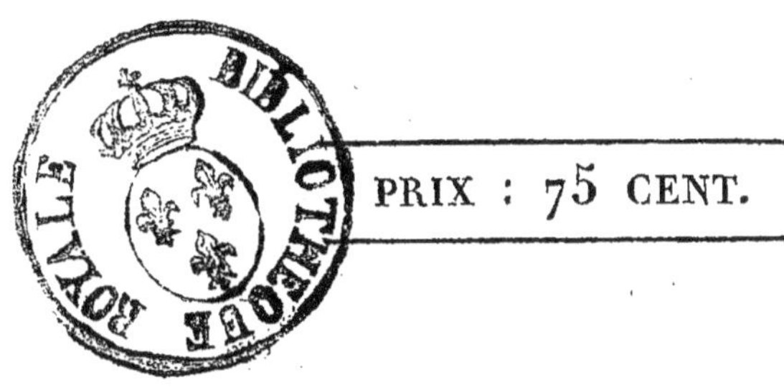

PRIX : 75 CENT.

## A PARIS,

Chez GABON, Libraire, rue de l'Ecole de Médecine.

# CHAPITRE PREMIER.

## *De la suppression accidentelle du flux périodique. Des hémorragies ou pertes utérines.*

Jusqu'ici j'ai analysé succintement les principales causes des maladies particulières au sexe ; j'en ai fait connaître le caractère et indiqué le traitement. L'article de mon premier cahier, relativement à la *blennorrhee* utérine, *flueurs blanches*, peut servir d'exemple à cet égard. La même méthode me guidera dans ce qui va suivre : mais les détails en seront plus compliqués et les accidens plus grâves ou plus rapides. Le lecteur doit donc s'attendre à des développemens plus longs, lorsque je les ai jugés nécessaires.

Après m'être occupé dans le second cahier, de la première apparition du flux périodique ; je dois parler maintenant de sa suppression accidentelle et des moyens de le rétablir. Je dirai un mot des hémorragies ou pertes utérines, qui peuvent survenir à diverses époques de la menstruation. Je traiterai en même temps de l'âge critique, qui amène la cessation absolue des règles. Ces états, souvent inquiétans pour le sexe, méritent la plus sérieuse attention de l'homme de l'art.

J'ai observé précédemment, que la régularité du flux périodique, était le signe le plus assuré de la fécondité et de la santé des femmes ; que son irrégularité, ou sa suspension, entraînait pour l'ordinaire, des altérations plus ou moins fortes dans les fonctions de la vie, et par suite des maladies grâves.

Si l'on remonte aux causes les plus fréqnentes de la suppression accidentelle des mois, il est difficile d'en méconnaître deux principales. D'une part, des congestions sanguines vers la tête, la poitrine, l'épigastre ou la région mésenterique. De l'autre, des affections nerveuses presque toujours compliquées, tantôt d'un état de faiblesse, tantôt d'un excès de ton, selon le tempéramment de l'individu et par suite d'erreurs dans le régime de vie.

Voilà les deux sources malheureusement très-fécondes des anomalies qu'éprouve le flux périodique, chez la plupart des personnes du sexe. La mollesse de leurs fibres et l'excessive mobilité du système nerveux, les disposent aux affections hystériques, aux passions vives et aux commotions de l'âme, qui influent non-seulement sur le moral, mais sur le physique de la femme. L'ébranlement se fait d'abord sentir sur l'estomac dont il dérange les fonctions; les sécrétions se font mal; l'appétit se perd ou se déprave; les nerfs qui communiquent de ce viscère au cerveau, propagent le trouble vers la tête, qui devient bientôt pesante, douloureuse; le pouls, par son irrégularité, annonce ce premier désordre, ordinairement accompagné de sécheresse et de chaleur à la peau. Dans cet état, le flux périodique est accidentellement suspendu; il faut s'empresser de le rétablir, en ayant égard à la cause qui l'a produit. Il convient d'employer immédiatement les diaphorétiques doux et les anti-spasmodiques les plus puissans.

Si la suppression est survenue à la suite d'une frayeur, d'une colère, d'une passion contrariée, etc., il faut tâcher d'abord d'affaiblir par quelque distraction l'impression de ces causes morales; en même temps on fera cesser le spasme par l'emploi soutenu des moyens que je viens d'indiquer et même des *narcotiques*. Le *laudanum* mêlé à des lavemens émolliens sera d'un grand secours. Durant cet intervalle, la malade fera prudemment de se tenir en repos et même de garder la chambre ou le lit; d'appliquer des linges chauds à l'intérieur des cuisses, l'effet sera secondé par des boissons délayantes , par du bouillon léger et enfin par une infusion de matricaire ou de marrube blanc avec le sirop de safran. On soutiendra les forces par quelques jus de viande, par l'usage des plantes amères ou aromatiques ; car le rétablissement du flux périodique, pourrait être retardé par une trop grande diminution dans le ton des organes.

Lorsque les douleurs qui accompagnent ou qui empêchent le retour des règles sont fortes , je n'ai pas trouvé de moyen plus efficace pour les combattre , que l'emploi prudent des opiacées, dont il convient de rapprocher les doses, jusqu'a ce que la douleur ait entièremeut cessé.

Lorsque cette douleur a été longue, ou lorsque le spasme qui l'a occasionnée, a fatigué la malade, il s'établit alors une faiblesse locale, ou générale. Dans la première, l'énergie de l'utérus ne suffit plus à l'expulsion des règles ; de même à peu près qu'un trop grand relâchement du sphincter de l'anus, ne permettant pas l'excrétion des matières stercorales , donne lieu à une constipation opiniâtre. Alors le remède local doit être excitant. Mais si la faiblesse est générale , il convient de la combattre par un exercice modéré, surtout à cheval ; par une nourriture succulente ; par le quinquina ou ses extraits ; par des eaux ferrugineuses et quelques bains froids vers la fin du traitement. Si l'affaiblissement est la suite de quelque excès ou des écarts dans le régime, il faut commencer par réformer ce dernier; ainsi par exemple, *Galien* nous apprend que l'inconvénient dont se plaignaient, de son temps, les dames romaines , d'être mal réglées, prenait sa source dans l'usage trop fréquent qu'elles fesaient des glaces après leurs repas.

Ce n'est qu'après avoir éloigné toutes ces causes , tant morales que physiques de suppression accidentelle, qu'on réussira à rétablir par des toniques excitans , déjà indiqués , le flux périodique. Alors aussi

on pourra seconder les effets du traitement intérieur,
par des bains de pieds d'eau de savon, ou des fumigations d'eau chaude continuées plusieurs jours. L'expérience démontre qu'en général les remèdes émolliens,
obtiennent plus souvent l'effet désiré, que les substances sèches ou excitantes. J'ai donné des soins à une
dame, tourmentée depuis trois ans, d'une toux opiniâtre, d'agitations fortes et d'autres symptômes nerveux, provenant d'une suppression, pour laquelle on
avait inutilement employé des emménagogues et des
excitans de tout genre ; je présumai que tous les désordres, dont se plaignait la malade, étaient dus à
une trop grande rigidité de tout le système. Une saignée du bras de six onces, les bains tièdes, les mu-
cilagéneux, les émolliens et les adoucissans, lui ren-
dirent en peu de tems le calme et la santé.

Je passe à la seconde cause de suppression accidentelle, c'est-à-dire, aux congestions ou transport du
sang vers les organes supérieurs, ou même à l'accumulation du sang vers l'utérus, qui en est alors obs-
trué. Ce dernier cas se présente ordinairement chez
les femmes d'une constitution pléthorique, surtout
lorsqu'elles ont des passions fortes. La colère, la joie
excessive, etc., portent quelquefois le sang sur la
poitrine ou vers la tête, au point que la respiration
s'embarrasse ou que les yeux paraissent injectés, les
tempes et le front sont rouges, brûlans et douloureux.
D'autrefois le passage d'un lieu chaud à une température froide, surtout lorsqu'on est légérement vêtu,
ou l'immersion imprudente soit des mains, soit des
pieds dans l'eau froide, donne lieu à un transport de
sang utérin, vers l'épigastre ou vers la région du foie.
Ces dernières parties se gonflent et deviennent sensibles au toucher. L'on augmenterait à coup sûr le
désordre, si l'on s'obstinait à vouloir ramener de suite,
par des emménagogues le flux supprimé. Il faut commencer par calmer l'irritation, provoquer la détente

des parties engorgées, à l'aide des fomentations émollientes, des fumigations d'eau chaude, prescrire des diaphorétiques doux, pour rétablir la souplesse de la peau et la transpiration insensible

Lorsqu'une congestion tend à s'établir, on doit pratiquer la saignée du bras, et non celle du pied, qui ne ferait qu'augmenter la congestion des parties inférieures.

Beaucoup de praticiens ont observé, que les règles reprennent plus ordinairement leur cours par la saignée du bras, que par celle du pied. *Rivière* assure avoir vu chez une femme pléthorique, cette dernière saignée augmenter l'engorgement et retarder l'éruption périodique. D'autres médecins ont fait la même remarque, et ils ont ajouté, que dans le cas où la femme serait surprise par une fièvre, la saignée au pied arrêterait l'éruption, tandis qu'une saignée au bras la provoquerait. Hors du cas d'une fièvre inflammatoire, il faut s'abstenir de toute saignée, lorsqu'on voit les signes d'une éruption prochaine; mais si celle-ci est encore éloignée et qu'on ait lieu de craindre une trop forte congestion de sang, il sera utile de recourir à une saignée du pied.

Dans un état de pléthore locale de *l'uterus*, après une saignée dérivative, on conseille l'application des sang-sues aux grandes lèvres et des ventouses à l'intérieur des cuisses ; mais dans tous les cas où le sang uterin refluerait vers l'estomac, le foie ou autres organes supérieurs, on se gardera bien de prescrire des émétiques ou autres remèdes actifs, qui pourraient occasionner des vomissemens de sang, etc.

Les détails ci-dessus montrent assez, combien de complications se rencontrent, dans les suppressions accidentelles du flux périodique et combien sont imprudens ceux qui, étrangers à l'art de guérir, s'avisent de donner des conseils aux malades ; trop souvent dupes ou victimes.

6

Il me reste à parler d'une troisième cause de suppression qui n'échappe point à l'attention du praticien.
C'est le *déplacement* de la matrice. *Hippocrate* qui a
le premier signalé cette cause purement mécanique ,
lui a peut-être supposé beaucoup trop d'influence. Sans
doute les contractions des fibres longitudinales peuvent , jusqu'à un certain point , produire l'abaissement
de l'uterus , mais les fortes attaches qui fixent ce viscère
au bas ventre , ne lui permettent que des mouvemens
peu étendus , soit d'abaissement , soit d'élévation ;
aussi regarde-t-on comme éxagérée l'opinion *d'Arétée,*
qui représente l'uterus , comme un *animal renfermé
dans un autre* et capable de s'abaisser considérable-
ment, et de se porter à droite ou à gauche vers la
poitrine etc. *Velut animal in animali , ob motum
nunc sursum , nunc deorsum , tantò impetu ut etc.*

Ces dérangemens ou plutôt ces mouvemens, quoi-
qu'assurément très-bornés, occasionnent la sensation
pénible d'une *boule* dite hystérique. Cet état de la
matrice peut devenir dangereux, si on lui oppose des
remèdes excitans. Ils produisent des douleurs utérines
semblables à celles de l'accouchement. Ils peuvent
donner lieu à une inflamation plus ou moins aiguë de
ce viscère et souvent même à des squirhes ou à des
polypes. Ces tumeurs et autres , peuvent aussi résulter
de la métastase de quelque humeur vers l'uterus. D'autrefois, quoique plus lentement, elles s'établissent par
suite de causes morales, de chagrins profonds et long-
temps prolongés. Les praticiens citent beaucoup
d'exemples de cette dernière espèce d'obstructions de
la matrice et conseillent de les résoudre par des délayans
et des émolliens , combinés avec les antispasmodiques
et les narcotiques. Ils réservent la saignée pour les cas
de Pléthore manifeste.

Le but principal du médecin , devant tendre à
détruire l'obstruction, quelle qu'en soit la cause, on

instituera un régime convenable, pendant lequel seront administrés les évacuans, les mercuriels, les eaux de balaruc, le sulfate de magnésie, en quelque sorte spécifique, les gommes résolutives et surtout la gomme ammoniac dans du vinaigre scillitique.

On a également employé comme spécifique, deux substances très-actives, l'aloës et l'ellébore noir. Le premier a été donné, tant intérieurement qu'à l'extérieur, à des doses variées, tantôt pour exciter, tantôt pour arrêter les hémorrhagies. La vertu de l'ellébore noir a été particulièrement recommandée par *Méad*. La teinture d'ellébore peut être très-utile, lorsque les narcotiques sont demeurés sans effet. On a guéri par ce moyen une suppression opiniâtre, compliquée d'anasarque, après qu'on eut fait usage de purgatifs analogues à l'état de la malade. J'observe seulement qu'en général, pour rétablir le flux accidentellement supprimé, le choix et la dose des remèdes, doivent être basés sur l'ancienneté et les diverses complications du mal, comme sur l'âge, les forces et le tempérament, etc.

Il me serait impossible de donner à de telles matières des développemens plus étendus, pour lesquels plusieurs volumes suffiraient à peine. J'en ai dit assez, pour que les malades ne précipitent aucune mesure, sans l'avis préalable d'un médecin expérimenté. Cependant aux moyens déjà indiqués, je dois ajouter celui du galvanisme et de l'électricité métallique, qui réussissent assez chez les personnes faibles et dont le pouls est languissant.

Je ne terminerai pas cet article, sans dire quelques mots des hémorragies ou pertes utérines, qui peuvent survenir à diverses époques de la menstruation et principalement vers celle de l'âge critique. Elles ne sont dangereuses que quand elles sont excessives ou trop long-temps prolongées; car alors elles épuisent jusqu'à consomption . ou bien elles donnent lieu à des ulcères plus ou moins graves des parties sexuelles.

Les causes d'hémorragies utérines sont nombreuses et quelquefois obscures; mais le traitement qu'on leur oppose, jette ordinairement beaucoup de jour sur la nature de celles qu'on pourrait méconnaître. Les principales sont : 1° la trop grande excitation de l'utérus par l'excès des plaisirs vénériens ; par l'abus du café et des liqueurs spiritueuses; par une nourriture trop succulente; par des écarts de régime; par des danses animées, des veilles prolongées; par des lectures lascives etc.

2° L'état spasmodique de l'utérus, soit des nerfs même éloignés qui sympathisent avec cet organe. Cet état peut s'agraver par plusieurs causes tant physiques que morales.

3° L'atonie ou la trop grande laxité des vaisseaux sanguins de la matrice, due à l'épuisement, quelle qu'en soit la cause ; à des veilles ou fatigues prolongées ; à une nourriture mauvaise ou peu substantielle ; à une constitution faible ou altérée par les chagrins ou par la maladie.

4° Enfin, la dégénérescence des humeurs, jointe à la trop grande ténuité du sang et à la prédominance de la bile. C'est en distinguant avec soin chacune de ces causes et en les combattant, qu'on parviendra à en détruire les effets ; ainsi, on remédiera facilement à une trop forte excitation des organes sexuels, en modérant les plaisirs de la table, les jouissances de Vénus, l'exercice ou mieux la fatigue des danses ; en un mot, en écartant tout ce qui peut émouvoir les sens et enflammer l'imagination. Le premier remède consistera donc à s'imposer des privations et à réformer son régime. Le repos, des alimens légers et quelques boissons rafraîchissantes achèveront la cure.

Les affections spasmodiques de l'utérus ou de la partie du système nerveux qui intéresse cet organe ou qui sympathise avec lui, amènent des désordres plus graves ou plus compliqués, parce qu'il y a tantôt excès de ton, tantôt faiblesse locale ou générale. Si l'hémorragie utérine se complique d'un état fébrile, facile à distinguer par la fréquence du pouls, par sa plénitude ou sa dureté, il ne faut pas hésiter à opérer par des saignées, répétées au besoin. On secondera cette évacuation par des boissons antiphlogistiques.

Le cas devient plus embarrassant, lorsque les contractions spasmodiques de l'utérus, s'accompagnent alternivemement de faiblesse et en même temps d'excès de ton ; alors le quinquina est du plus grand secours, moins par sa qualité astringente que par sa double propriété à la fois tonique, antispasmodique. Cependant il est prudent d'en suspendre l'administration pendant l'orgasme et d'attendre les intervalles de rémission ; autrement il accroîtrait le tenesme de la matrice et l'hémoragie deviendrait plus considérable. Ce tenesme, est par fois d'une violence à provoquer des douleurs lancinantes aux aînes et à la région lombaire. Dans ces circonstances, les antispasmodiques les plus forts deviennent insuffisans, à moins qu'on ne leur associe des remèdes narcotiques, tant à l'intérieur, qu'en fomentations ou en lavemens. Ici ma propre expérience, comme celle des meilleurs praticiens, a complettement justifié la combinaison des gouttes anodynes de sydenham avec le lait.

Aux pertes utérines, causées par la grande faiblesse de la matrice et de ses appendices, on opposera d'abord les toniques légers, tels que le cachou, la rhubarbe à petites doses, le vin rouge et ensuite les martiaux et le quinquina , doué de plus d'énergie ; mais il faut être très réservé sur l'emploi des astringens proprement dits, qui causent le plus souvent des constipations opiniâtres, des cephalalgies violentes ou de l'irritation dans l'estomac et les intestins. On ne doit recourir aux remèdes de cette classe, que lorsque les pertes sont énormes et la faiblesse excessive ; mais avec la précaution de tenir le ventre libre, par des laxatifs ou purgatifs doux.

Dans les compositions astringentes entrent communément les sucs d'ortie et de plantain, la couserve de roses et d'autres préparations dont l'alun forme la base. Cette dernière substance doit être administrée avec beaucoup de ménagement; elle compose avec le sang-dragon, la poudre d'*helvetius*. Les Auglais ont coutume de mêler l'alun au petit lait et si celui-ci produit des aigreurs, ils les préviennent par la magnésie et par d'autres absorbans. *Hamilton* a conseillé la combinaison des narcotiques avec les astringens. Cependant si les premiers, l'opium par exemple et ses préparations étaient données à large dose, ils auraient l'inconvénient de rendre le pouls trop plein, d'augmenter la chaleur et par conséquent les congestions vers la matrice. Pour éviter un tel accident, *Mercatus* a proposé des lotions et des fumigations avec le lait, l'amidon et les mucilagineux.

Dans une perte effrayante où je n'avais pas un instant à perdre, j'ai donné avec succès à prendre par cuillerées, de quart d'heure en quart d'heure, un mélange d'eau de plantain avec l'alun, le bol d'arménie, le sang-dragon, le sirop de myrthe et le landanum liquide. D'autres fois j'ai arrêté ces pertes immodérées par l'ipécacuanha reitéré à dose convenable et suivi d'une potion à la fois calmante et diaphorétique.

La méthode perturbatrice ou révulsive peut encore être très-utile dans les hémorragies de ce genre; ainsi, on pratique la saignée du bras en petite quantité et avec la précaution de mettre de temps à autre le doigt sur l'ouverture, pour que la révulsion se prolonge en se répétant. *Hippocrate* conseillait l'application des ventouses sur le sein, mais il pourrait se faire un *raptus* du sang utérin vers les mammelles et l'on a vu en effet chez une jeune religieuse, l'éruption des règles avoir lieu par cette voie irrégulière. On doit préférer, comme plus prudente, l'application des ventouses entre les épaules.

Une quatrième et dernière cause d'hémorragie utérine est la dégénérescence des humeurs. On la combat avec avantage par des remèdes gélatineux et antiscorbutiques, d'autant plus appropriés à ce cas, que les malades ont souvent, tous les syptômes d'un véritable scorbut. Les incrassans et les absorbans sont aussi justement indiqués. *Morgagni* rapporte l'observation d'une forte perte utérine, qui fut guérie par le suc de colimaçons écrasés avec leurs coquilles. On en cite une, promptement arrêtée, par des coquilles d'œufs réduites en poudre et prise intérieurement.

*Mercatus* observe que dans les pays chauds, le flux excessif de l'utérus est fort souvent déterminé par l'abondance et l'âcreté de la bile. Il convient alors de purger le malade avec la rhubarbe à dose graduée. En même temps, si la nature tendait à opérer par les urines la solution de la maladie, on ne négligerait pas l'emploi des diurétiques. Le même auteur a remarqué, que chez les femmes d'un tempérament phlegmatique, la perte utérine est souvent entretenue par une humeur bilioso-pituiteuse. On doit alors débarrasser l'estomac par l'administration répétée d'un vomitif léger, et pour cet effet, l'ipécacuanha, même à faible dose, est le moyen le plus expéditif comme le plus efficace. Il a parfaitement réussi à une jeune personne chez laquelle, l'éruption difficile des règles, avait été suivie d'une hémorragie considérable et douloureuse. En peu de temps ce moyen fit cesser les douleurs et arrêta l'hémorragie.

Quoique ce flux immodéré soit sujet à reparaître aux approches de l'âge critique, je me dispenserai de revenir sur cette matière, le lecteur pouvant se reporter à mes observations précédentes et à celles qui vont suivre.

# CHAPITRE II.

## *De la cessation du flux périodique.*

On appèle âge critique des femmes, l'époque à laquelle elles cessent d'être réglées. Cet âge est de 45 à 5o, pour celles qui vivent sous un ciel tempéré ; mais comme elles sont plus précoces dans les pays chauds, elles perdent aussi plutôt. Au contraire dans les climats froids, le flux périodique s'établit plus tard et cesse de même. Ces époques respectives sont assez uniformes. Cependant on cite de temps à autre quelques disparates. Les éphémérides des *Curieux de la nature* contiennent l'exemple d'une femme, qui cessa d'être réglée dès l'âge de 27 ans, sans éprouver aucune altération desa santé, jusqu'à sa mort, arrivée 27 ans après seulement. J'ai connu à Marseille l'épouse d'un consul français aux échelles du levant, qui ayant cessé d'être réglée à 24 ans, perdit en même temps le sens de l'ouie, sans qu'aucun remède put le rétablir. Enfin, on voit des femmes encore réglées à 55, à 58 ans et même plus tard. J'en ai délivré une d'un enfant dont elle accoucha dans sa 53 année. Mais ces cas font exception et en général la prolongation du flux périodique au-delà de 5o ans, est attribuée à quelqu'affection morbifique de l'utérus ou du vagin.

Aux approches de la cessation, le flux devient plus irrégulier. Il paraît souvent tous les quinze jours et en plus grande abondance, pour se montrer ensuite à des intervalles plus ou moins éloignés et en moindre quantité. Ce prélude, ou plutôt cette alternative, dure quelquefois plusieurs années avant la cessation absolue. Il est rare que les femmes passent brusque-

ment à ce dernier état. La plupart d'entr'elles, éprouvent vers l'âge critique, des lassitudes spontanées, des
étourdissemens habituels ou des tintemens d'oreille,
des bouffées de chaleur au visage, accompagnées de
sueurs générales ou partielles, plus ou moins abondan-
tes, qui se renouvèlent plusieurs fois le jour et même
la nuit. Souvent la respiration s'embarrasse, par suite
d'un état spasmodique, soit par afflux du sang vers la
région précordiale. Chez d'autres, les digestions sont
pénibles et le sommeil interrompu ou agité par des
rêves fatiguans. Enfin, les unes se plaignent de douleurs utérines plus ou moins vives; les autres de bor-
borygmes ou du gonflement des intestins et du ventre, qu'elles attribuent à des flatuosités. Toutes deviennent alors plus sujettes à se tourmenter, par des
affections morales, qui agravent leur état d'infirmité
ou qui augmentent la crainte des maux dont elles
se croient menacées. Heureusement et presque toujours, ces accidens divers diminuent, à mesure qu'a-
proche la cessation absolue du flux et s'évanouissent
avec elle.

Les incommodités graves, résultant de cette cessation subite ou graduée, sont beaucoup plus rares qu'on
ne le pense communément. On voit au contraire, un
bon nombre de femmes n'en éprouver aucune à cette
époque; plusieurs autres d'un tempérament faible ou
sujettes à de longues souffrances pendant leur menstruation, se trouvent mieux et même prennent de
l'embonpoint, lorsqu'elle a entièrement cessé.

Les personnes du sexe dont la santé s'améliore,
sont principalement celles, qui assez bien constituées
d'ailleurs, ont mené une vie régulière, exempte de
passions violentes et d'écarts de régime. Alors, toutes
choses égales sous d'autres rapports, elles peuvent se
flatter de vivre plus long-temps que leurs compagnes,
qui auraient été moins réservées, ou à qui la nature
a refusé une complexion robuste.

Quoique la crise de la cessation ait ordinairement lieu vers la 45ᵉ année , on peut aussi la regarder comme douteuse et soupçonner une suspension , due à l'état de grossesse ou à quelques-unes des causes que je viens de signaler. Les femmes elles-mêmes s'y méprennent par fois , et deviennnent enceintes sans le savoir ; mais le plus souvent , pour ne pas dire presque toujours , elles s'abusent , surtout lorsqu'après avoir perdu , elles sont plus grasses ; que leur ventre prend de l'extension; qu'elles éprouvent des picottemens aux seins , des malaises , des dégoûts pour certains alimens et d'autres symptômes de grossesse , au point qu'elles croient sentir l'enfant remuer. Leur illusion ne cesse qu'après que le flux périodique a reparu , ou qu'elles ont dépassé de beaucoup le terme de la gestation et l'âge de la fécondité. Dans cette perplexité on doit interdire l'usage des emménagogues , qui pourraient procurer l'avortement ou qui tendraient , non sans un préjudice notable de la santé de l'individu , à rappeler le flux auquel la nature a mis un terme.

Lorsqu'en prenant pour guide les faits positifs et l'expérience des meilleurs praticiens , nous blâmons les femmes , de s'éffrayer des prétendus dangers de leur situation dans l'âge critique , nous sommes bien éloignés de vouloir leur inspirer une fausse sécurité , ou l'absence de toute précaution analogue au changement qui s'est opéré en elles. Notre tâche est de les instruire et de leur donner des avis salutaires. Reprenons la question de plus haut. Toutes ont subi l'épreuve du changement plus ou moins favorable , causé par la suppression totale du flux périodique ; mais la plupart d'entr'elles s'effrayent trop souvent mal à propos. Il importe de les rassurer , ou plutôt de les éclairer sur leur position et sur ce qui pourrait exciter leurs alarmes. Ici nous allons nous expliquer avec franchise et apprécier les faits à leur juste valeur.

*Hippocrate*, le père et l'oracle de la médecine a dit en effet le premier, que l'époque de la cessation absolue des règles, était aussi celle, où peuvent le plus fréquemment, se déclarer des tumeurs indolentes, des engorgemens dans les viscères, des pustules, des dartres, des squirrhes, des cancers ocultes ; mais alors la cause de ces maladies était bien antérieure à l'âge critique, et les symptômes ont pu en être développés par l'imprudence des malades ou par la négligence dans le régime et de tous moyens de précaution. Le même grand homme a également remarqué, et l'expérience nous apprend chaque jour, que diverses affections morbifiques, auxquelles les femmes ont été sujettes dans leur jeunesse, reparaissent à l'époque de la cessation absolue du flux périodique, surtout, lorsqu'elles n'ont pas été traitées convenablement ; mais alors, c'est moins le tort de l'âge, que de la constitution particulière à l'individu, et les hommes dans leur vieillesse peuvent éprouver les mêmes accidens ; car l'âge climatérique est pour les deux sexes, aussi dit *Cabanis*, cette révolution n'est guère moins dangereuse pour eux, que celle de la cessation des règles ne l'est pour les femmes.

Je n'ignore pas que l'âge critique ne puisse être environné de dangers et je ne cherche pas à les atténuer ; mais il est de toute vérité, que la plupart des maladies qui surviennent à cette époque, sont la suite du genre de vie qu'on a mené précédemment ou du mauvais régime qu'on adopte, pendant cette dernière crise de la nature. Les mêmes causes qui ont troublé le flux périodique, conservent leur influence, lors même qu'il a dû cesser. Les passions vives portent le désordre dans tous les organes. Les passions tristes disposent particulièrement aux engorgemens de l'utérus et des mammelles. Un régime déréglé ou mal entendu complique ou agrave tous les accidens. La colère affecte surtout le cœur, le système vasculaire et les muscles. La mélancolie exerce ses ravages sur la région hypocondriaque. La frayeur sur l'estomac et sur les organes de la réproduction. Le chagrin sur les viscères du bas-ventre et sur la peau. On se figure aisément tous les maux qui peuvent résulter du défaut de transpiration et du dérangement dans l'ordre des sécrétions et des excrétions habituelles. On a vu des femmes hystériques chez qui, la frayeur avait subitement supprimé les règles, être frappées d'hémiplégie de toute la partie droite du corps. Dans de semblables circonstances, un chagrin profond a suffi, pour déterminer chez les unes la paralysie des intestins, de la vessie et des organes sexuels ; chez d'autres une hydropisie confirmée. Il n'est pas rare de rencontrer certaines femmes vaporeuses ou sensibles à l'excès, chez lesquelles un événement imprévu ou une contrariété, même légère, produit subitement la cessation des règles qui, sans une telle circonstance n'aurait eu lieu que lentement et par gradation. Quelquefois aussi des fatigues extraordinaires, un changement brusque dans la température de l'atmosphère ou dans la manière de vivre et des spasmes plus ou moins violens, qu'elle qu'en soit la cause, amène le même résultat. N'oublions pas enfin, que les purgatifs drastiques et des remèdes qualifiés d'emménagogues, quand ils sont administrés, mal à propos et dans la vue de rappeler ou de prolonger un flux qui touche à sa fin, ou que la crise naturelle a décidément terminé, deviennent autant de causes des incommodités et des maladies graves, dont les femmes se plaignent dans leur âge critique.

Un dernier préjugé, assez commun parmi les personnes du sexe, les porte à croire que la supression absolue d'un sang qu'elles regardent comme vicié et affecté d'un caractère de malignité, qui le rend propre à des usages secrets et pour ainsi dire magiques, leur présage les plus grands désordres dans toutes les fonctions de la vie. Mais cette opinion est depuis long-temps abandonnée, comme dénuée de tout fondement. Le fait est que le sang des menstrues recelé dans les organes utérins, est de même nature que celui qui vivifie et conserve tous les autres organes. Que sa surabondance est nécessaire au maintien de la souplesse du tissu de la matrice, à sa dilatation pendant la grossesse, à la nutrition du fétus et au travail de l'enfantement. Mais ce même sang utérin n'ayant, plus aucune destination à l'époque où la femme ne peut plus redevenir mère, il est tout naturel que la sécrétion et l'excrétion particulière aux organes de la fécondité, cessent avec cette dernière. La suppression totale est donc dans l'ordre des fonctions de la vie et par conséquent, elle ne peut par elle-même entraîner aucun des désordres, dont les femmes ont coutume d'accuser l'âge critique. Au contraire elles ont souvent lieu de se féliciter de l'avoir passé et d'être ainsi débarrassées pour toujours, d'un flux nécessaire, mais incommode et dont les alternatives les exposent à des accidens imprévus ou difficiles à combattre. Ainsi donc, ceux que nous allons mentionner, ne doivent pas être regardés comme des conséquences immédiates et inévitables de la cessation absolue des règles.

A cette époque en effet les femmes phlegmatiques et d'un tempérament pituiteux, sont sujettes à des flueurs blanches habituelles et excessives, dont les effets ordinaires sont l'émaciation, l'épuisement et le marasme, ou quelquefois à défaut de soins et d'un traitement approprié, des tumeurs carcinomateuses, des excoriations et des ulcères, soit du vagin, soit du col de l'utérus.

Mais encore une fois, ces sortes d'écoulemens ont une cause étrangère et antérieure à la suppression des règles. Elles dépendent communément du genre de vie qui a précédé, du régime et des habitudes de la malade. Sur cet objet nous renvoyons avec confiance le lecteur à ce que j'ai dit dans le premier numéro de ce recueil.

Les femmes pléthoriques, d'un tempérament sanguin, celles surtout qui ont été les plus sujettes aux pertes uterines pendant les cours de leur menstruation, doivent moins s'étonner d'en éprouver de pareilles vers l'époque de la cessation absolue. Alors on ne se hâtera point de les arrêter ; à moins qu'elle ne soient excessives. On recourra le plus tard possible à l'usage des astringens, qui d'ailleurs pourraient augmenter le mal. Il faudra cependant consulter les forces de l'individu ; car la nature ne peut suffire à une évacuation subite et excessive de sang. Je fus appelé auprès d'une femme âgée de quarante-cinq ans, en proie à une hémoragie utérine croissante, de nature à effrayer la malade et son médecin. Après avoir consulté le pouls et pris connaissance de l'état des forces, je jugeai que tout remède astringent serait prématuré et même contr'indiqué. Je prescrivis des moyens raffraichissans et anodins, qui diminuèrent l'hémoragie. Le repos joint à un régime doux et réglé en amena la suppression totale sans aucun inconvénient.

Je borne ici mes observations. Des exemples plus nombreux ou plus détaillés, ne dispenseraient pas les malades de prendre des conseils de médecins praticiens; mais comme il s'agit d'une époque où les personnes du sexe, naturellement crédules et surtout alors moins méfiantes que jamais, sont pour ainsi dire assiégées par la tourbe des donneurs de conseils et de débitans de prétendus préservatifs, plus ou moins suspects, je dois d'abord les prémunir contre ce nouveau danger, malheureusement très-fréquent. Des commères par trop complaisantes, quoique bien intentionnées, se hâtent d'apporter des recettes préservatives ou des remèdes de précaution qui leur ont, disent-elles, parfaitement réussi. Des charlatans déhontés, que rien

n'embarrasse , quand ils trouvent les moyens de satis-
faire leur cupidité , ne manquent pas de vanter certaines
compositions *secrètes et infaillibles* , qu'ils vendent à
un haut prix. Comment ne feraient-ils pas des dupes ?
Ils n'ont ni responsabilité , ni réputation à risquer. Ces
empyriques sont, dit le célèbre *Fourcroy* , un véritable fléau, surtout dans les villes populeuses , où il leur
est plus aisé d'en imposer à la multitude, par l'étalage
du luxe et par le récit de la grande vertu de leurs prétendus spécifiques. Malheureusement les remèdes qu'ils
débitent sont presque toujours actifs ; disons mieux ,
incendiaires, principalement pour des femmes qui
touchant à leur âge critique, ont alors, plus que jamais,
besoin de précautions et de ménagemens. Mais comment ces femmes, comment d'autres personnes pru-
dentes, lorsqu'il s'agit du plus mince intérêt, osent-
elles confier leur santé ou leur vie à des hommes tout
à fait étrangers aux études et aux connaissances médi-
cales ? par quelle fatalité s'imagineraient-elles , qu'un
inconnu, dépourvu de toute instruction, put leur admi-
nistrer un remède approprié à leur mal , tandis que le
médecin le plus habile dans l'exercice de sa profession ,
a besoin de toutes ses lumières et de toute son expérience pour ordonner à ses malades, ce qui convient le
mieux à l'état dans lequel il les trouve , après les avoir
examinés avec la plus sérieuse attention ?

Ce n'est pas non plus dans les drogueries , que les
femmes doivent chercher les médicamens dont elles peuvent avoir besoin. Le mérite d'un bon pharmacien
consiste, à bien connaître les substances qu'il débite et
à les préparer conformément aux prescriptions du
médecin. Encore une fois , les femmes, quand elles sont
inquiètes sur leur santé , par suite ou aux approches de
la cessation du flux périodique, n'ont pas de meilleur
parti à prendre, que celui de consulter et de suivre les
avis d'un médecin probe et éclairé. Les livres de théra-
peutique sont de bien faibles ressources, pour diriger ces

malades , ou pour calmer leurs inquiétudes. Elles risquent de se tromper sur la nature du mal et sur le choix des remèdes convenables à leur situation, jusqu'à ce qu'elles se mettent entre les mains d'un guide sûr , lorsque le cas l'exige. Elles feront prudemment, de s'assujétir à un régime sage et surtout de s'abstenir d'alimens échauffans , de toute préparation aloëtique et autres remèdes qui , sans rétablir un flux que la nature a supprimé , causeraient plus probablement des stranguries, des douleurs lombaires , des hémorroïdes ou des accidens d'un genre plus fâcheux.

Je n'ai pu établir que des règles générales , mais non applicables aux difficultés multipliées , que les praticiens peuvent rencontrer, dans le traitement des femmes arrivées à leur âge critique. J'ai déja remarqué que c'est à tort, qu'elles accusent cet âge de la plupart des incommodités dont elles se plaignent ; mais j'ai observé en même temps , qu'il y avait des exceptions à faire ; ou si l'on veut, des indications à remplir , à l'égard des personnes pléthoriques et qui ont été sujettes à de fortes et fréquentes hémorragies utérines. Chez elles , la pléthore s'annonce par des maux de tête, des rougeurs de la face, des tintemens d'oreille, des crachemens sanguinolens et autres symptômes peu équivoques de l'accumulation du sang vers lesparties supérieures. Dans ces cas, les saignées dérivatives et révulsives sont indiquées. J'ai conseillé celles du bras, ou l'application des sang-sues lorsque la pléthore est locale. Mais alors un petit nombre de sangsues ne ferait que l'augmenter. C'est le cas d'en appliquer au moins une douzaine et d'en réitérer l'application. Les femmes d'une constitution humorale et qui ont été habituellement très-replettes , auront soin de se purger doucement au printemps et à l'automne qui suivront l'époque de la cessation de leurs règles.

Il en est d'autres chez qui le flux périodique est remplacé par un flux hemorroïdal. On ne doit chercher ni à provoquer, ni à arrêter ce flux. Il faut lui laisser son cours, prescrire un régime doux, mais fortifiant et tenir le ventre libre. Les hémorroïdes cesseront d'elles-mêmes, à moins qu'elles ne proviennent d'autres causes, communes à tous les autres individus qui en sont affligés.

Enfin, chez des femmes d'un tempéramment bilieux et pituiteux, il s'établit après la suppression un écoulement de sérosité, par fois mêlée de stries de sang et qui peut se prolonger pendant plusieurs mois. On s'attachera à en diminuer graduellement la quantité, pour peu que la malade en soit incommodée ; mais on se gardera bien de l'arrêter brusquement. Il cédera à quelques purgatifs doux, suivis de l'emploi d'extraits amers et d'un régime fortifiant.

On voit encore, quoique plus rarement vers cette époque, se déclarer aux jambes ou sur d'autres parties du corps des dartres, des pustules et même des ulcères, qu'il serait dangereux de supprimer ou de repercuter, surtout si la malade avait été sujette à de pareils accidens pendant sa jeunesse ou dans le période de sa menstruation. Alors après quelques évacuations modérées, on fera subir à la malade un traitement dépuratif plus ou moins soutenu, jusqu'à ce qu'un régime convenable, des topiques appropriés et des boissons diaphorétiques et mucilagineuses aient corrigé l'acreté des humeurs et donné lieu à la dessication graduelle.

Bon nombre de femmes arrivées à leur âge critique, cherchent à se mettre à l'abri de tout danger, par l'application d'un cautère. Leur précaution n'est pas à dédaigner, lorsqu'elles ont été précédemment affectées de tumeurs glanduleuses, d'ophthalmie, de maladies cutanées ou de douleurs rhumatismales, dont elles veulent prévenir le retour. Hors de ces cas, je ne vois dans ce moyen, d'autre utilité que celle de calmer leurs craintes imaginaires.

Un autre préjugé non moins commun de leur part, est de croire qu'elles doivent garder toute leur vie cet exutoire une fois établi, quoique sa prolongation leur soit aussi incommode que nuisible. Je l'ai fait supprimer à beaucoup d'entr'elles, sans qu'il en soit jamais résulté aucun inconvénient. Cependant les femmes qui portent habituellement un cautère ou un vésicatoire, devront avant de le supprimer, consulter un homme de l'art, qui leur indiquera les précautions à prendre en cette circonstance, le régime de vie et quelques purgations sont ordinairement indiquées.

Je ne crois pas avoir omis aucun des cas qui puissent embarrasser les sujets dont je viens de parler. Il s'en faut bien cependant que j'aie épuisé la matière. Les maladies particulières aux femmes sont fort nombreuses et souvent compliquées. Je me propose d'y consacrer de nouveaux détails dans les intervalles de loisir que pourront me laisser les soins que je dois à mes malades.

## FIN.

IMPRIMERIE DE GOETSCHY, RUE LOUIS-LE-GRAND, N° 27.